AF402644

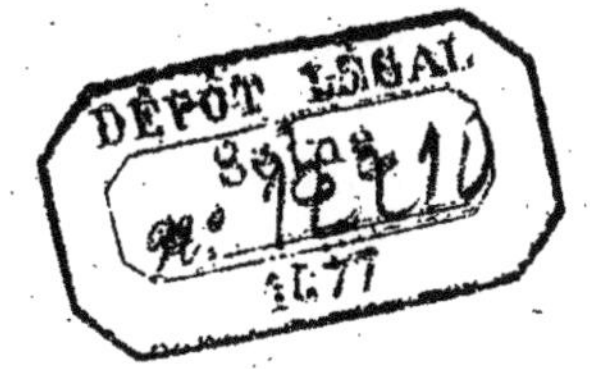

DES

TUMEURS CONGÉNITALES

DE L'EXTRÉMITÉ INFÉRIEURE DU TRONC

Quoiqu'on ait déjà beaucoup écrit sur cette question, quoique de nombreuses observations aient été publiées dans divers recueils périodiques (français et étrangers), l'histoire de ces tumeurs, dont le développement s'effectue pendant le cours de la vie intra-utérine, est loin d'être définitivement connue. Les classifications diverses qui en ont été faites laissent toutes à désirer, car elles ne reposent pas sur la base qui seule est capable de leur donner une valeur réellement scientifique, je veux parler de l'examen histologique. Presque toujours, c'est en se fondant sur des apparences grossières qu'on a établi des catégories. Souvent on s'est laissé entraîner par des idées préconçues et on a été conduit à rapprocher des faits entièrement dissemblables.

Je dois reconnaître, cependant, que depuis que l'usage du microscope s'est généralisé parmi nous, un progrès s'est accompli en ce qui concerne la nature intime et le point de départ de ces tumeurs, et aujourd'hui on peut admettre que certaines espèces sont définitivement établies. C'est dans la voie dans laquelle nous sommes entrés

Depaul   1

depuis quelques années qu'il faut continer à marcher, et on ne tardera pas à posséder l'histoire complète de ces cas pathologiques, qui soulèvent des questions de tératologie et de chirurgie du plus haut intérêt.

Je ne crois pas m'éloigner de la vérité, en disant que l'extrémité inférieure du tronc est la région du corps du fœtus sur laquelle on observe le plus fréquemment des tumeurs congénitales. Mais il est bon de noter que tantôt elles naissent de la surface postérieure du sacrum et du coccyx, tantôt, au contraire, de la région périnéale, plus particulièrement de l'espace compris entre l'anus et le coccyx, et quelquefois même de la pointe de ce dernier os. Celles de la partie antérieure du bassin sont beaucoup plus rares.

J'emprunte à M. Simon Duplay quelques détails historiques qu'il a rassemblés dans une revue critique (1), à l'occasion des tumeurs congénitales de la région sacro-coccygienne. Il s'étonne, à juste titre, de ne les trouver décrites dans aucun de nos traités classiques de chirurgie, et c'est surtout dans des monographies étrangères qu'il a puisé les éléments de ses descriptions. Il rappelle que Meckel (2) avait confondu toutes ces tumeurs avec les inclusions fœtales ou monstruosités parasitaires. Himly (3) ne les avait pas distinguées davantage.

Hammon (4) admet quatre variétés : 1° les hernies ; 2° les hydrorachis ; 3° les inclusions ; 4° les néoplasmus. Mais ajoute M. S. Duplay, on ne possédait à cette époque aucune observation sérieuse sur la nature et l'origine de ces tumeurs et leurs caractères cliniques étaient restés très-obscurs.

En 1843, Wernher (5), dans son mémoire sur les hygromas kystiques congénitaux, rapprocha au point de vue de la symptomatologie, du diagnostic, du pronostic et du traitement, les hygromas kystiques congénitaux de la région sacrée de ceux que l'on observe au cou et dans l'aisselle.

En 1846, Veling (6), de Wissembourg, publia dans sa thèse inaugurale un cas de tumeur congénitale de l'extrémité inférieure du tronc

---

(1) Archives générales de médecine, décembre 1868.
(2) *Pathol. anatom.* 1818.
(3) *Geschichte der fœtus in fœtu (Hannover,* 1831).
(4) *Die angebornen chirurgischen Krankheiten (Berlin,* 1842).
(5) *Die angebornen Cysten hygrome (Giessen,* 1843).
(6) Essai sur les tumeurs enkystées de l'extrémité inférieure du tronc fœtal (Strasbourg, 1846 avec pl.)

chez un enfant de quatre mois, dont l'ablation fut faite avec succès
par le professeur Stoltz. Cette tumeur ayant présenté tous les caractères d'un kyste, M. Veling n'a parlé dans son travail que des tumeurs enkystées de l'extrémité inférieure du tronc fœtal.

En 1858, Lotzbeck (1) fit paraître un ouvrage important sur les tumeurs congénitales de la région sacrée et s'attacha, d'une manière
toute particulière, à la structure anatomique de ces tumeurs. L'histologie servit de base à une nouvelle classification. Il les divisa en graisseuses, cartilagineuses, osseuses, vasculaires, cystiques, fibreuses
et épithéliales. Mais il ne se prononça pas sur leur origine.

Lorsque Luschka (2) fit connaître la glande coccygienne, on crut
trouver dans la connaissance de ce nouvel organe de quoi expliquer
la formation d'un certain nombre des tumeurs de l'extrémité inférieure du tronc. J'ai fait quelques recherches anatomiques pour savoir
ce qu'il fallait penser de son existence; il m'a semblé que la description qui en a été donnée par le médecin de Tubingue était très-exacte,
et je ne puis mettre en doute sa réalité. Je crois utile de reproduire
ici la traduction du travail de Luschka. Je l'emprunte à la Gazette
hebdomadaire (année 1860, pag. 268).

Cette glande, dont l'existence est constante, est un organe impair,
du volume d'un pois environ, ovalaire, jaune rougeâtre à surface
inégale. Elle est située immédiatement au-devant du sommet du
coccyx, dans une espèce de gouttière médiane comprise entre les deux
insertions tendineuses du releveur de l'anus, à la quatrième pièce du
coccyx ; en avant elle est recouverte par les faisceaux du *rétracteur* de
l'anus (dépendance du releveur) et son aponévrose ; en arrière, elle
répond à l'insertion coccygienne du sphincter anal. On la découvre le
plus commodément par son côté postérieur, en disséquant et en enle-
vant successivement la peau et le sphincter de l'anus. Comme elle
est ordinairement plongée dans une atmosphère assez abondante de
graisse, il est avantageux de faire d'abord cette préparation sur des
sujets très-amaigris.

Il n'est pas rare de trouver la glande coccygienne composée de
cinq à six granulations séparées, du volume d'un grain de millet, sus-
pendues en grappe à des branches très-déliées de l'artère sacrée

---

(1) *Die Angebornen Geschwülste der hintern Kreuzbeingegend* (*München,*
1858).

(2) *Der hirnanhang und die Steissdrüse* (*Berlin*, 1860).

moyenne et réunies entr'elles par du tissu cellulaire. Elle ressemble alors beaucoup aux granulations que l'on rencontre fréquemment dans le voisinage des reins chez les chondroptérygiens, et qui paraissent d'après les recherches de Stamins être l'analogue des capsules surrénales. Ces granulations existent d'ailleurs également dans les cas où la glande paraît à première vue être formée par une seule masse homogène.

Le parenchyme de la glande coccygienne a toujours une consistance très-considérable. Pour l'examiner au microscope, il faut la déchirer à l'aide d'épingles, ou bien en faire des coupes très-minces avec des ciseaux. La plupart des détails de structure deviennent d'ailleurs plus apparents par l'addition d'acide acétique. En procédant ainsi, on distingue dans le tissu propre de la glande, d'une part un stroma, formé par du tissu connectif condensé et riche en noyaux, d'autre part des vésicules et des culs-de-sac qui sont renfermés dans les alvéoles du stroma.

Les vésicules dont les diamètres varient de 0,04 à 0,12 millimètres, sont disséminées en plus ou moins grand nombre parmi les autres éléments. Par leur apparence extérieure, elles ressemblent aux follicules clos du tube digestif, mais elles s'en distinguent par l'absence de vaisseaux et d'un stroma aréolaire dans leur intérieur. Les culs-de-sac ont une disposition et une forme très-irrégulière. Ils sont plus ou moins tordus, contournés de différentes manières, et présentent çà et là des étranglements très-marqués. Ordinairement simples, il sont d'autres fois munis d'appendices dont la forme varie beaucoup, ou bien ils se ramifient de manière à simuler assez exactement la disposition des glandes acineuses. Jamais ils ne se réunissent en un conduit excréteur commun.

Ces culs-de-sac, aussi bien que les vésicules, sont formés par une membrane fondamentale, hyaline, anhiste, plus ou moins confondue avec le stroma fibreux, et d'éléments cellulaires contenus dans cette membrane. La forme et la disposition de ces derniers éléments sont soumises à de nombreuses variations. Le plus souvent, la face interne de la membrane fondamentale est tapissée par une couche de cellules à noyaux, arrondies, analogues à l'épithélium glandulaire. Ailleurs, ces cellules se présentent avec les formes irrégulières de certains éléments épithéliaux des plexus choroïdes. Le reste de la cavité est rempli par une masse amorphe dans laquelle sont disséminés un grand nombre de noyaux et de cellules de noyaux. Le revêtement épithélial n'existe pas toujours. Enfin, chez les nouveau-nés on rencontre assez souvent dans quelques vésicules des cellules épithéliales cylindriques, dont quelques-unes sont munies de cils vibratiles. Ce sont ces mêmes cellules que Luschka a rencontrées dans quelques cavités d'un kyste multiloculaire congénital du périnée. La glande coccygienne reçoit un grand nombre de petits vaisseaux émanés de l'artère sacrée moyenne, et qui se distribuent autour des vésicules et des culs-de-sac, en réseaux capillaires à mailles assez larges. On y trouve, en outre, une énorme quantité de nerfs provenant du ganglion coccygien, du ganglion impair, ou, en l'absence de celui-ci, de la réunion en anse des extrémités inférieures des deux grands sympathiques. Ces nerfs forment dans le parenchyme de la glande des plexus à mailles très-serrées, et où l'on voit assez souvent des cylindres primitifs se terminer par une extrémité libre enflée en massue. Ces extrémités paraissent porter une cellule ganglionnaire. Pour sa structure, la glande coccygienne se rapproche singulièrement des glandes dites vasculaires.

Il est très-remarquable qu'elle se trouve placée à l'endroit qui correspond à l'extrémité inférieure de la corde dorsale, et que l'autre extrémité de celle-ci arrive au grand lobe de la glande pituitaire. Or, il s'agit encore ici d'une glande vasculaire, et elle se trouve, en outre, avec l'extrémité céphalique des grands sympathiques dans des rapports identiques avec ceux que la glande coccygienne affecte avec leur extrémité inférieure.

La découverte de cette glande ne passa pas inaperçue pour tout le monde, et elle a servi à assigner une place spéciale à quelques-unes des tumeurs congénitales qui s'observent dans la région périnéale.

En 1862, parut un travail de Braune (1), qui a été publié en allemand, et dont je n'ai pu prendre connaissance. La même année, fut publié dans les Archives générales de médecine un mémoire important de M. le docteur Constantin Paul (2), intitulé : *Etude pour servir à l'histoire des monstruosités parasitaires : De l'inclusion fœtale située dans la région sacro-périnéale.* L'auteur ne paraît pas avoir voulu étudier la question d'une manière générale, et s'est restreint à une classe particulière des tumeurs de la région périnéale.

Six ans après, une nouvelle thèse, encore inspirée par le professeur

---

(1) *Die Doppelbildungen und angebornen Geschwülste der Kreuzbeingegend* (*Leipzig*, 1862).

(2) Archives générales de médecine, 1862.

Stoltz, fut soutenue devant la Faculté de Strasbourg par M. Molk (1).
Aux recherches de M. Veling, qui furent largement mises à contribu-
tion, l'auteur en ajouta de personnelles et recueillit dans les auteurs
français et étrangers 107 observations, et c'est en se fondant sur elles
qu'il crut pouvoir établir une classification nouvelle, comprenant six
groupes :

1° Les cystosarcomes et les sarcomes ;

2° Les tumeurs enkystées ;

3° Les tumeurs supposées venir de la glande de Luschka ;

4° Les lipomes et les tumeurs caudales ;

5° Les inclusions fœtales ;

6° Les tumeurs de nature très-complexe.

Son travail a eu pour origine un nouveau cas de tumeur congénitale
observé à la clinique d'accouchement de Strasbourg, et qui fut opéré
avec succès par le professeur Stoltz. Je rapporterai plus loin cette intéressante observation. Dans un premier chapitre il passe en revue
les caractères généraux des six variétés qu'il a cru pouvoir établir.

A. Les cystosarcomes et les sarcomes seraient généralement arrondis
et du volume de la tête d'un fœtus ; ils refouleraient fortement en
avant l'anus et les parties génitales. Au milieu de masses dures et
consistantes, on trouverait divers points fluctuants. Elles contien-
draient du tissu fibreux et du tissu connectif, et seraient riches en
vaisseaux. Dans la cavité des kystes on trouverait une matière cal-
caire et un liquide séreux.

16 observations sont relatées, mais si on en excepte celle du docteur
Martin (2) toutes les autres laissent beaucoup à désirer, l'examen
histologique n'ayant pas été fait. Plusieurs, même, renferment des
détails qui devraient plutôt les faire ranger dans les monstruosités
parasitaires.

B. Tumeurs enkystées. Volume habituellement assez grand, forme
variable, molles, fluctuantes, ordinairement kystes multiples contenant
une sérosité citrine, sanguinolente, gélatiniforme. 19 observations
sont rattachées à ce groupe ; la plupart sont passibles des reproches
adressés aux précédentes. J'en excepte toutefois celles qui portent les
n°s 30, 31, 32, 33, 34 et 35.

---

(1) Des tumeurs congénitales de l'extrémité inférieure du tronc (Strasbourg 1868).

(2) *Monatschrift, etc.,* mars 1861.

C. Tumeurs supposées venir d'une dégénérescence de la glande de Luschka. Tumeurs toujours situées à la face antérieure, ou l'extrémité inférieure du coccyx. On doit y retrouver les éléments de la glande de Luschka.

Les cinq observations qui sont données comme des exemples de ce genre sont loin d'être toutes concluantes : Celle de Virchow, par exemple, qui contenait des muscles striés et du cartilage.

D. Lipomes et tumeurs caudales. A l'extrémité inférieure du tronc, comme dans les autres régions, les lipomes sont constitués par un feutrage de tissu connectif riche en graisse.

Quant aux tumeurs caudales, elles peuvent être à base osseuse ou simplement molles. Les premières sont formées par de petits os superposés. Les observations citées n'apprennent rien sur la structure des autres. L'auteur note deux observations de tumeurs caudales osseuses, quatre de tumeurs caudales molles, et quatre de lipomes.

E. Inclusions fœtales. Sous ce titre sont comprises les tumeurs développées dans la région périnéale, et qui contiennent les éléments organisés du fœtus ou des rudiments d'organes ; trois classes sont établies : 1° Les tumeurs qui contiennent des extrémités ; 2° celles qui renferment des portions d'intestins ; 3° celles qui renferment des os de la tête ou du tronc. La première contient 12 cas dans lesquels on voit que les tumeurs renfermaient tantôt un bras ou des masses osseuses et cartilagineuses, tantôt un pied et une main, tantôt une omoplate ou un doigt, tantôt deux jambes et un os iliaque, quelquefois un os ressemblant à un tibia, ou deux orteils avec ongles, ou bien deux pieds et une main, parfois même des parties beaucoup plus nombreuses d'un second fœtus.

F. Tumeurs de nature très-complexe. Elles sont au nombre de 25. Le docteur Molk a compris sous ce titre les tumeurs sur la composition desquelles les auteurs ne se sont pas prononcés ou ne sont pas d'accord. Il y a ajouté celles qui, selon lui, sont de nature fort douteuse, quoi qu'on en ait dit. Leur nombre s'élève à 25. Mais pour quiconque aura lu avec soin les nombreuses observations de tumeurs congénitales qui ont été publiées, il deviendra évident que ce chiffre 25 devrait être singulièrement augmenté, et on trouverait dans les autres groupes établis par le docteur Molk lui-même, un bon nombre d'observations qui ne laissent que du doute et de l'incertitude. On rencontre aussi quelques observations nouvelles dans l'ouvrage de Holmes (1), accompagnées de considérations qui lui sont personnelles. En somme, les publications les plus importantes depuis 1860, sur le sujet dont je m'occupe, sont le mémoire de M. Constantin Paul, la thèse de Veling, celle de Molk et l'ouvrage de Holmes.

Après ces quelques considérations historiques que j'aurais pu étendre davantage, mais qui suffiront à ceux qui voudront creuser la question, pour remonter à presque tout ce qui a été fait sur ce sujet, je vais rapporter quelques observations; je commencerai par celle que j'ai pu recueillir tout récemment et qui n'a pas encore été publiée.

Kyste congénital, uniloculaire de la région ano-coccygienne. — Ponction suivie d'injection iodée. — Guérison rapide. — Analyse du liquide extrait.

Le **5** mars de cette année (1877) un enfant du sexe masculin, âgé de 4 jours

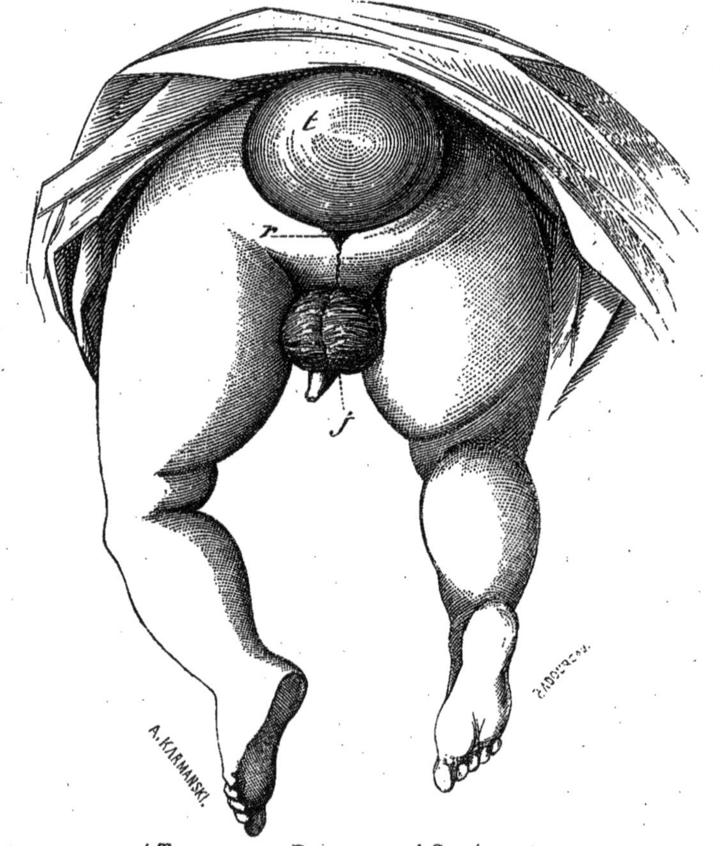

t Tumeur. — *r* Rectum. — *j* Scrotum et verge.

(1) *The surgical treatment of the diseases of infancy and childhood* (*London* 1868).

me fut apporté à ma consultation de la clinique. Il portait à la région périnéale une tumeur de la grosseur d'une petite orange. Il était né d'une femme
qui habitait le voisinage de l'hôpital et qui avait déjà eu plusieurs enfants
bien conformés. L'accouchement s'était fait très-naturellement. La mère
nourrissait ce dernier enfant, qui était très-bien portant, et d'un volume qui
ndiquait qu'il était né à terme.

A l'extrémité inférieure du tronc, en avant du coccyx, existait une tumeur, irrégulièrement arrondie, modérément tendue, fluctuante dans toutes
les directions, transparente quand on l'examinait dans les conditions conve-
nables. La peau qui la recouvrait était normale dans presque toute son
étendue, seulement dans la partie déclive, elle paraissait un peu plus mince
et était parcourue par quelques vaisseaux veineux de moyen calibre. Elle
n'a aucune adhérence avec les os du voisinage. On ne trouve ni dans la portion lombaire du rachis, ni dans la région postérieure du sacrum aucune
trace d'écartement des apophyses épineuses. Le canal rachidien est évidemment complet dans toute son étendue.

Le coccyx compris dans la paroi postérieure de la tumeur est relevé et
fortement poussée en arrière, mais on le suit dans toute son étendue. Par la
pression, on le pousse en avant, mais il ne tarde pas à reprendre sa place
première. Aucune douleur ne paraît résulter de ces investigations.

La tumeur qui s'est surtout développée en avant, recouvre l'anus en partie. Cette ouverture est d'ailleurs très-naturellement conformée et l'écoulement des matières se fait trés-régulièrement. Un doigt introduit dans le
rectum permit de constater qu'aucun prolongement n'a lieu du côté de
l'excavation du bassin, il parcourt librement la concavité du sacrum et
même la face antérieure du coccyx. Il est évident que la tumeur s'est surtout développée au niveau du périnée en poussant, en bas la peau de cette
région et des parties voisines. Les cris et les efforts n'apportent aucune mo-
dification dans sa consistance ou dans son volume.

Il me parut incontestable que j'avais à faire à une poche unique, sans
prolongement dans les parties profondes, et renfermant un liquide peu
épais. Après avoir obtenu l'assentiment de la famille, je fis le 7 mars une
ponction avec un petit trocart de moyen volume et je retirai 170 grammes
d'un liquide transparent, légèrement jaunâtre tirant sur le rouge. La tumeur
se vida complètement, la peau revint sur elle-même en se plissant un peu
dans la direction verticale. Je fis alors un nouvel examen, mais il ne m'ap-
prit rien de particulier. Je renvoyai l'enfant à deux jours plus tard pour
compléter mon opération.

Il revint le 9 mars. La tumeur s'était en partie reproduite et contenait de
nouveau une certaine quantité de liquide. Je fis une nouvelle ponction qui
donna issue à 15 grammes d'un liquide très-analogue à celui déjà extrait
deux jours avant, mais auquel s'était mêlé une petite quantité de sang; je
poussai ensuite une injection iodée que je fis ressortir presque complètement après l'avoir laissée 4 ou 5 minutes.

Tout se passa très-régulièrement. Un gonflement dur se produisit, mais
la peau ne rougit pas. Sa tumeur, au bout de deux jours, semblait avoir re-

pris son volume premier, mais bientôt elle commença à diminuer, petit à petit, et le 3 avril, la guérison pouvait être considérée comme définitive. Un peu d'épaisseur de la peau et quelques plis indiquaient seuls le point occupé par la tumeur. La santé de l'enfant n'a pas été un instant troublée. Depuis la guérison s'est maintenue.

Analyse par le docteur Galippe.

Le liquide qui m'a été remis par M. le professeur Depaul était d'un rouge orangé très-prononcé et pesait 170 grammes. Abandonné à lui-même, il se sépare peu à peu et très-lentement en deux couches. Au bout de deux jours une matière d'un rouge vif occupe le fond du vase. Le liquide supérieur était d'un beau jaune. Le dépôt examiné au microscope, se montre constitué par des globules rouges à peine altérés, et par quelques leucocytes.

Le liquide jaune surnageant, tâchait le linge. La densité à 14° C. = 1001. Elle est donc faible. La réaction franchement alcaline était due en partie à des carbonates alcalins. Ce liquide renfermait une notable proportion d'albumine, qui a été caractérisée par les réactifs usités. Il contenait en outre des sulfates, des chlorures, des carbonates et des phosphates.

La présence des globules sanguins dans ce liquide, sa faible densité démontrent qu'il y a eu, par un mécanisme non expliqué, pénétration dans la tumeur liquide de faibles quantités de sang.

En effet, quand la ponction a été faite par M. Depaul, il y avait dans le liquide des globules rouges et des leucocytes, *mais pas de fibrine* ; le liquide ne s'est pas pris en masse. Au contraire dans une ponction faite quelques jours après, le liquide présentait à sa sortie de la tumeur les mêmes caractères physiques que le premier, mais outre le dépôt, comme la première fois, des globules rouges, il s'est fait un léger caillot qui prouvait que l'hémorrhagie produite dans la tumeur était de date récente, puisque la fibrine n'avait pas perdu dans ce milieu sa principale propriété.

En présence de ces faits, il est permis de supposer que la tumeur ponctionnée par M. Depaul a dû communiquer avec le canal rachidien, et que dans cette tumeur, probablement pendant la vie intra-utérine, il s'est fait de petites hémorrhagies qui ont modifié les caractères du liquide céphalo-rachidien, dont on ne retrouve que la faible densité, et où l'on constate la présence de sulfates, de carbonates, de phosphates, etc.

On conçoit qu'en présence d'un liquide aussi complexe, le dosage quantitatif des éléments solides n'aurait pas donné de résultats bien précis.

La matière colorante jaune isolée par l'alcool ne donnait pas de réaction nette avec le réactif de Pettenkoffe (acides biliaires), ni avec celui de Gmelin (matières colorantes de la bile).

Cette observation est intéressante à plus d'un titre. D'abord c'est un exemple rare de kyste uniloculaire de la région *coccy-anale* ne contenant aucune masse plus ou moins solide, et n'ayant aucune communication avec le canal sacré ; je me suis assuré que le sacrum et le coccyx étaient régulièrement conformés. Si donc, en se fondant sur la nature chimique du liquide extrait, on veut admettre qu'une communication ait pu exister dans les premiers temps de la vie utérine entre cette tumeur et le canal rachidien, il faut supposer que cette communication a disparu sans laisser aucune trace.

L'enfant ayant heureusement guéri à la suite de la ponction et de l'injection iodée, il n'a pas été permis de faire l'histologie de la face interne de la poche. Peut-être si la glande de Luschka en en a été le point de départ, aurait-on retrouvé quelques-uns des éléments qui la caractérisent. Rien ne répugnerait à admettre d'un autre côté que le kyste eut pris naissance dans le tissu cellulaire de la région, et je ne suis pas convaincu que la nature du liquide doive le faire rattacher à la classe des spina bifida. Quoiqu'il en soit, les kystes de cette région ont déjà été observés un certain nombre de fois, et je vais en rapporter quelques exemples.

La thèse de Véling (déjà citée) a pour point de départ une observation recueillie à la clinique de M. Stoltz. La voici analysée *in extenso*.

Tumeur enkystée au périnée d'un nouveau-né, amputation après ponction de la poche principale.

Victoire S..., mariée depuis huit ans, ayant eu d'abord trois enfants bien constitués et bien portants, entre à la clinique d'accouchement, le 4 janvier 1844, avec son enfant qui porte à la région périnéale une tumeur volumineuse. Interrogée sur les particularités de son dernier accouchement, la femme S..., raconte qu'après la sortie de la tête et des épaules de l'enfant, l'expulsion de la partie inférieure du tronc se fit attendre à peu près un quart d'heure, temps pendant lequel l'enfant respirait et criait. Une commère, à défaut de sage-femme, a longtemps tiré avant de déterminer cette sortie qui ne nécessita cependant pas d'autre intervention active. On trouva bientôt l'explication de ce retard dans l'existence de deux tumeurs volumineuses à la partie inférieure de la région sacrée.

L'une répondant à la partie interne de la fesse gauche, avait le volume d'un œuf d'oie ; elle s'est affaissée, puis a disparu insensiblement quelque temps après la naissance. Aujourd'hui sa place n'est plus marquée que par un repli de la peau assez volumineux. Pendant ce temps, l'autre tumeur, dit la mère, croissant de jour en jour, paraissait recevoir le contenu de la première. C'est cette seconde tumeur persistant seule aujourd'hui que nous allons décrire.

Elle a sa racine dans la rainure interfessière et la région coccygienne, comme implantée dans l'espace comprise entre la face antérieure du sacrum et l'extrémité inférieure du rectum. Elle est constituée par une ampliation

considérable de la peau du périnée' et de la fesse droite. On y remarque
deux parties; l'une supérieure qu'on pourrait appeler collet, ayant la même
couleur que la peau environnante, mesurant 0ᵐ, 05 de hauteur et 0ᵐ, 23 de
circonférence, non distendue, non amincie, ne contenant que peu de liquide,
au milieu duquel la palpation fait reconnaître des masses assez dures, un
peu élastiques, qui n'ont que peu d'adhérence, sans être cependant tout à
fait libres, et dont il serait sans doute difficile d'apprécier la nature.

L'autre partie ou corps de la tumeur a la forme d'un ovoïde, un peu com-
primé de haut en bas, offrant l'aspect d'un sac transparent, de couleur
bleuâtre, pouvant se comparer pour le poids, la fluctuation, la résistance
élastique, la translucidité à une hydrocèle volumineuse, ou à une poche
amniotique tendue et saillante hors les parties génitales. La peau légèrement bleuâtre, parcourue par des veines dilatées, paraît amincie, résistante
et tendue; les diamètres de cette partie de la tumeur sont de 0ᵐ, 11 et 0ᵐ,12.
Sa circonférence mesure 0ᵐ, 33.

La compression de la poche ne paraît produire aucune douleur, on ne
remarque aucun symptôme de paralysie, ni de convulsions. L'enfant est
tranquille quand on ne le dérange pas et paraît fort pour son âge. Pendant
14 jours cet enfant resta en observation à la clinique, on vit la tumeur
augmenter de volume, devenir plus tendue, plus pesante et plus transparente. Le liquide parut envahir le pédicule qui au commencement semblait
graisseux ou charnu.

Le 18 janvier, M. Stoltz se décida à ponctionner la poche au moyen d'un
trocart à hydrocèle. L'instrument fut enfoncé dans la partie la plus déclive
de la tumeur. Il s'écoula par la canule à jet libre une sérosité onctueuse
d'un blanc opalin, parfaitement transparente, mêlée vers la fin d'un peu de
sang. On retira 820 grammes de liquide.

La tumeur se vida, le pédicule resta gros comme auparavant, mais la peau
s'y étant appliquée plus intimement on put reconnaître la nature des inégalités constatées précédemment. C'étaient des kystes hydatiformes, du volume
d'un pois à celui d'une noix. La fluctuation était très-manifeste. M. Stoltz
prit le parti d'inciser cette vaste poche, de réséquer l'excédant de la peau
et d'énucléer les kystes. Puis il réunit par la suture entortillée. (Je passe
ici quelques détails de l'opération.) Le 19, l'enfant avait tété et dormi
comme d'habitude, pas de chaleur ni de fièvre, le 20 et le 21 il est toujours
très-bien; la réunion paraît s'être bien opérée.

Le 23, on ôte les trois aiguilles supérieures, puis le lendemain la quatrième. La réunion est parfaite. Les lèvres de la plaie non réunies inférieu-
rement sont un peu gonflées, dures, mais à peine rouges. M. Stoltz juge
nécessaire l'application d'une nouvelle aiguille.

Le 24 et le 25, état excellent, réunion parfaite dans tous les points occupés
par la première suture, suppuration de bonne nature en bas. Pansement
à plat.

Les jours suivants la suppuration diminue, tout gonflement disparaît et
le 8 février la guérison est à peu près complète. Le malade est présenté ce
jour à la Société de médecine.

L'anus est toujours rapproché des parties génitales, cependant il n'est plus refoulé en avant comme avant l'opération, la fesse gauche plus volumineuse que la droite est ridée, la cicatrice est linéaire; l'enfant est riant, plus coloré et mieux portant qu'avant l'opération.

Veling a réuni quelques observations de tumeurs kystiques de l'extrémité inférieure du tronc. Deux sont empruntées à Saxtorph (1). Voici la première :

Le 18 septembre 1775, il entra à la maternité de Copenhague une femme enceinte, qui, peu après, fut prise des douleurs de l'enfantement. La tête se présentait. Tout semblait indiquer une terminaison heureuse. Mais lorsque la tête fut expulsée, le tronc ne suivit pas comme à l'ordinaire. La sage-femme encore novice, appela à son secours une personne plus expérimentée, on trouva les épaules dans un diamètre favorable, puis on fit des tractions très-fortes dans la direction de l'axe du bassin ; mais ce fut en vain et on ne put extraire l'enfant que jusqu'au ventre.

L'élève en médecine présent introduisit la main sous le ventre de l'enfant et arriva au-delà des pieds à une tumeur fluctuante. Il comprima cette tumeur pendant qu'on tirait avec beaucoup de force sur le fœtus. Tout à coup elle céda, et il y eut un écoulement d'une quantité notable de sérosité; l'extraction ne souffrit plus aucune difficulté. Cet enfant vécut encore deux jours. Il était du sexe féminin et avait entre les cuisses une grande poche formée par un prolongement de la peau distendue d'arrière en avant, de telle sorte que l'anus se trouvait sur le plan antérieur du fœtus, immédiatement au-dessous de la vulve.

Dans la poche même on n'a trouvé, outre le liquide qui s'était écoulé et dont la quantité pouvait être estimée à environ 1,500 grammes, que quelques petites hydatides.

Cependant le sacrum était courbé en arrière, presque à angle droit, et le coccyx était saillant comme un appendice caudiforme.

Voici maintenant la seconde observation.

Le 16 décembre 1772, la femme d'un matelot fut assistée par une sage-femme et mit au monde un enfant qui portait entre les cuisses une tumeur du volume de la tête d'un enfant. Cette tumeur avait pris naissance à l'extrémité inférieure de la colonne vertébrale. L'anus était refoulé en avant et se voyait immédiatement au-dessous des parties génitales.

Du reste l'enfant était bien conformé, il se porta très-bien pendant trois mois et mourut d'une maladie qui n'est pas déterminée.

L'autopsie ne put être faite ; Saxtorph ajoute que cette tumeur différait peu de la précédente, mais qu'elle devait contenir une portion de l'intestin, parce qu'en la comprimant on faisait suinter un peu de méconium.

---

(1) *Saxtorphs gesammelte Schriften* publié pour la première fois dans Soc. méd. (*Hefft Coll.* vol., II., page 23, 1775).

On trouve encore une observation consignée par le docteur Loffler, dans les nouvelles Archives de Starck (1799). En voici le résumé :

Le 4 mai 1798, un garçon vint au monde en Russie. Il était à terme et portait une tumeur volumineuse à l'extrémité inférieure de la colonne vertébrale.

Cette tumeur du volume d'une tête d'enfant paraissait distendue par du liquide. A sa partie inférieure et en arrière on remarquait une élévation cartilagineuse de la forme d'un nez aplati. Un peu plus à droite, il y avait une fente bordée de plis cutanés ayant l'apparence d'un œil; sur les côtés, il y avait des élévations cartilagineuses sous forme d'oreilles.

La couleur de la tumeur était marbrée de rouge et de bleu; elle était chaude et semblait très-vasculaire. Sa face antérieure était parsemée de poils soyeux. Cette conformation donna l'idée d'une seconde tête fixée à l'extrémité inférieure du tronc.

Enfant bien portant d'ailleurs, n'étant incommodé que par le poids de la tumeur; elle naissait par un pédicule épais tout près du coccyx et descendait jusqu'aux mollets.

Deux médecins furent appelés, passèrent une ligature autour du pédicule et la serrèrent autant que possible. La tumeur gonfla, devint bleue, froide, et bientôt noire; plus tard elle se couvrit de phlyctènes. La santé de l'enfant resta excellente.

On se décida à exciser la tumeur au moyen de ciseaux. Deux artères fournirent une assez grande quantité de sang, mais l'enfant se remit très-bien, la tumeur pesant 2 livres 1/4.

L'auteur ne fait suivre son récit d'aucun détail relatif à la structure de cette singulière tumeur et je dirai avec Véling que rien ne prouve qu'elle fut constituée par une seconde tête. L'observateur n'indique pas non plus si elle apporta quelque obstacle au passage de l'enfant.

L'observation publiée par le docteur Schmidt dans le Journal de Hufeland (1806), offre de son côté un véritable intérêt.

Le 12 novembre 1803, la femme d'un ouvrier accoucha d'une fille bien portante, mais qui avait une tumeur siégeant aux fesses et qui fut examinée pour la première fois deux jours après.

On remarquait au bas de la colonne vertébrale, dans la région des fesses, une tumeur bilobée qui s'étendait en avant jusqu'aux parties génitales. La rainure qui séparait les deux lobes était peu profonde. La peau était normale, sauf une tache violette qui existait en bas et en avant du lobe gauche. Les parties génitales étaient normales. Le palper donnait la sensation de bosselures qui rappelaient des anses intestinales.

On ne fit rien, l'enfant qui prenait le sein de sa mère vomissait souvent et maigrissait.

Le 26 novembre, la tumeur avait presque le double de volume et sa forme bilobée avait disparu.

Le 13 janvier, convulsions suivies de la mort le 14 au matin.

L'autopsie est faite le 15. Une incision cruciale permet de constater que le tissu cellulaire sous-cutané est fortement graisseux. La tumeur entière fut enlevée. Elle avait une forme sphéroïdale; elle était élastique et offrait des inégalités arrondies. Plusieurs incisions furent pratiquées et donnèrent lieu à l'écoulement d'une assez grande quantité de sérosité filante. On vit alors que la tumeur était loin de s'être vidée complètement. D'autres incisions démontrèrent qu'elle était formée par un kyste cloisonné ou un amas de loges hydatiformes. Quelques-unes de ces vésicules renfermaient un liquide semblable à celui qui s'était écoulé après la première incision, mais de couleur laiteuse; d'autres contenaient une matière gélatiniforme. Le kyste ou l'enveloppe générale était en grande partie formé par des fibres musculaires provenant probablement des muscles fessiers.

L'examen de l'extrémité inférieure de la colonne vertébrale permit de constater que le sacrum manquait *totalement*. A sa place se trouvait une vertèbre qui présentait à sa partie inférieure un cartilage plat. Les dernières vertèbres étaient un peu déviées à gauche. Plus tard on reconnut à la partie supérieure de la tumeur enlevée une pièce cartilagineuse légèrement recourbée, longue d'un pouce et large de trois lignes. Les os du bassin ne présentaient rien d'extraordinaire. Le rectum fut trouvé extrêmement rétréci depuis le fond du bassin jusqu'à son extrémité supérieure, au point qu'on aurait à peine pu y introduire un tuyau de plume.

Aux observations qui précèdent, Veling en a ajouté quelques autres qui laissent tout autant à désirer que les précédentes au point de vue de l'anatomie pathrologique. Je me contente d'en donner l'indication.

Le Dr Schwarz a décrit dans les *Rheinische Jahrbucher de Harless* (1823), une tumeur enkystée de l'extrémité inférieure de la colonne vertébrale. Elle était fluctuante et formée par la réunion de plusieurs kystes contenant de la sérosité albumineuse. L'enfant ayant succombé après des tentatives d'extirpation qui furent faites, on constata que la tumeur n'avait aucune communication avec le canal rachidien. Elle était formée par des kystes de volume différent.

Le Dr Verdier (1) a publié l'observation d'une jeune fille qui portait dans la région du coccyx une tumeur du volume d'un œuf de dinde. Elle était fluctuante dans sa partie saillante.

Une ligature fut placée sur le pédicule qui avait environ un pouce de diamètre. La tumeur se détacha le onzième jour. C'était bien un kyste multiloculaire et c'est là tout ce qui ressort de l'observation.

Dans un petit mémoire sur les tumeurs de l'extrémité inférieure du dos chez les nouveau-nés, Busch (2) raconte qu'il fut appelé en 1822, en toute hâte, auprès d'une dame délicate qui était au travail d'enfantement. La patiente se trouvait sur un fauteuil à accoucher; l'enfant qui s'était présenté par la tête était expulsé jusqu'aux hanches et criait. Malgré des tractions très-fortes on n'avait pu achever l'extration. Busch imprima un mouvement

---

(1) Revue médicale française et étrangère 1826.
(2) *Gemeinsame Zeitschrift für Geburtskunde.*

de rotation au tronc, et une forte contraction suffit pour amener l'expulsion de la partie inférieure du tronc.

Une tumeur fixée au coccyx et du volume d'une tête de fœtus à terme, expliqua les difficultés. Elle était bosselée, de couleur violette et fluctuante en quelques points.

Le troisième jour l'enfant fut pris de convulsions et mourut.

L'autopsie démontre que la tumeur était formée par un grand nombre de loges, renfermant les [unes de la sérosité pure, d'autres une matière albumineuse épaisse.

Dans son Manuel d'anatomie pathologique (1), Meckel a relaté rapidement le cas suivant: A l'extrémité inférieure du tronc d'un enfant à terme se trouve une tumeur arrondie, qui a quatre pouces de diamètre dans toutes les directions. Elle est composée d'une quantité notable de kystes plus ou moins grands qui, pour la plupart, sont remplis d'une substance charnue, et quelques-uns de sérosité jaunâtre, le tout est entouré d'une membrano-fibreuse qui est évidemment une continuation de la dure-mère rachidienne.

La colonne vertébrale et la moelle épinière sont dans l'état normal; mais de l'extrémité inférieure du canal rachidien sort la dure-mère pour former un sac recouvert par la peau et qui contient des kystes.

A cette occasion Meckel cite quelques faits onalogues. Ceux de Buxtorf, de Wolfart, de Momtbert et de Fr. Schubmacher. Ceux qui voudront les consulter trouveront dans la thèse de Veling les indications bibliographiques nécessaires.

Le Dr Pabst (2) a fait connaître l'histoire d'une femme cachectique qui uevint enceinte pour la septième fois en 1832. Son ventre augmenta beaucoup, ses jambes enflèrent et on la crut grosse de deux enfants. Au moment de l'accouchement et après la rupture des membranes, l'enfant s'engagea facilement et fut expulsé jusqu'aux hanches. Mais malgré les tractions exercées par la sage-femme, on ne put le faire avancer davantage. Après avoir respiré et poussé quelques cris, il succomba dans cette situation.

Le Dr Hesse qui avait été appelé ne réussit pas davantage à l'extraire en introduisant la main ; une tumeur ffuctuante fut reconnue. On put l'entraîner dans l'excavation et alors quelques nouvelles tractions permirent de terminer l'extraction.

On reconnut que cette tumeur était implantée entre l'anus et le coccyx. Par sa déchirure il en était sorti une grande quantité de matière semblable au détritus du cerveau d'un fœtus. Elle était lisse et de forme ovalaire, du poids de 5 à 6 livres, est-il dit dans l'observation.

Le coccyx était libre et se trouvait refoulé en haut et en arrière, l'anus était poussé en avant.

Dans le fait de Buxtorf rappelé par Busch, on trouve mentionnées les particularités suivantes :

Une femme à terme, délicate, était en travail depuis deux jours. La tête

---

(1) *Handbuch der pathol. Anatomie* (*Leipzig*, 1812).
(2) *Allgemeine medicinische Zeitung.*

et la partie supérieure du tronc étaient sortis, mais malgré les efforts de la patiente et les tractions de la sage-femme le reste du tronc ne sortait pas. Après s'être assuré qu'il n'y avaii aucun vice de conformation du côté de la femme, on recommença de nouvelles tractions et après plusieurs tentatives l'obstacle céda.

Alors on reconnut sur la région lombaire une poche membraneuse de grande dimension, ayant la forme d'une bouteille, se détachant par un col étroit de la dernière vertèbre lombaire et touchant par son fond les fesses et même les cuisses. Cette poche contenait une lymphe, blanc jaunâtre.

L'auteur ajoute que le sacrum et le coccyx manquaient en totalité et qu'à leur place on voyait cinq à six petits corps grands comme des avelines, qui, n'étaient autre chose que des vésicules hydatiques, pleines de sérosité et qui s'affaissèrent aussitôt qu'elles furent incisées.

On trouve dans Peu une observation qui a de l'analogie avec les précédentes. « Une autre me donna plus de peine, quoique la mère ne fût, grosse que de sept mois ; en sorte que je me trouvai obligé de la faire changer de situation et tourner sur le ventre de la manière que j'ai décrite ailleurs. Ce qui faisait la difficulté était une tumeur de figure ronde, deux fois plus grosse que la tête de l'enfant, située au bas de l'épine et qui occupait l'os sacrum et le coccyx. La plus grande partie de la matière dont elle était composée ressemblait à des loupes, et le reste était une quantité d'eau que je tis écouler par l'ouverture de la tumeur; après quoi j'eus plus de facilité pour achever mon opération. Je disséquai ensuite ce corps étranger, au fond duquel je trouvai un caual gros comme le petit doigt, rempli de sang noir qui passant entre les os et traversant le bas-ventre allait se rendre à la veine cave.

C'était par ce canal que la tumeur avait pris de quoi se nourrir eti s'accroître.

La lecture des observations qui précèdent a montré que les kystes de la région périnéale ne sont pas rares, mais que le plus habituellement ils sont multiloculaires, et qu'ils n'ont aucune communication avec le canal rachidien. Le cas récent que j'ai recueilli et dont j'ai donné la description, prouve cependant qu'on peut rencontrer dans cette région des kystes uniloculaires, susceptibles de guérison par la ponction suivie d'injection iodée.

En parcourant les faits qui ont été publiés depuis la thèse de Veling, j'en ai trouvé quelques-uns qui se rapprochent beaucoup du mien et que je demande à faire connaître. Je commencerai par celui qui appartient à Giraldès.

Le 8 novembre 1860, ce regretté collègue présenta à la Société de chirurgie (1) une petite fille âgée de 20 jours, qui portait une tumeur volumineuse

---

(1) Bulletin de la Société, t. I, 2e série, pages 610 et 636.

à la partie inférieure du tronc. Aussi grosse que le corps de l'enfant, cette tumeur qu'on pouvait pédiculiser, était molle, fluctuante, transparente, séparée en deux parties, et paraissait contenir des lobes noueux. Sur sa face antérieure on apercevait l'orifice anal. La partie inférieure du sacrum qui semblait se perdre dans la partie supérieure de la tumeur, était épaisse et ne se terminait pas en pointe : l'enfant mourut d'érysipèle. On ponctionna alors la tumeur qui donna issue à 850 grammes d'un liquide jaunâtre et poisseux. Celui-ci examiné au microscope présenta des plaques d'épithélium et des globules sanguins. L'analyse chimique fit constater la présence d'albumine et de chlorure sodique. La tumeur se détachait de la pointe du coccyx et formait une poche considérable repoussant le rectum en avant et s'interposant entre cet organe et le coccyx. Le kyste était complètement clos et n'offrait aucune communication avec le canal rachidien. Giraldès compare ce kyste à ceux que l'on observe quelquefois dans la région cervicale.

Cette observation a été reproduite deux fois dans la thèse de Molk, sous les n° 30 et 33. Ce qui a trompé l'auteur, c'est qu'elle avait été communiquée d'abord par Giraldès à la Société de chirurgie, et publiée dans le Bulletin de cette Société, puis reproduite quelque temps après dans la *Gazette hebdomadaire*, par un interne de l'Hôpital des Enfants, M. Coulon.

De son côté, le D' Strassmann (1) a publié les deux observations suivantes que je me contente d'analyser.

Dans la première, il est question d'une petite fille forte, bien constituée, atteinte d'une tumeur à l'extrémité inférieure du sacrum, grosse comme la tête, recouverte par la peau amincie, faiblement adhérente, sillonnée d'un grand nombre de veines et ayant nécessité de fortes tractions pour terminer l'accouchement. La tumeur était attachée par une large base à l'extrémité inférieure du sacrum. Elle était fluctuante, non douloureuse à la pression. L'anus était refoulé en avant. Six semaines après la naissance on fit une ponction; il s'écoula un liquide pauvre en albumine. Le liquide se reforma et l'on dut faire une seconde ponction au moyen de laquelle on recueillit 125 grammes d'un liquide rouge jaunâtre, riche en albumine. On injecta ensuite une solution d'iode et l'on comprima avec le sparadrap.

A la suite de l'injection, il se développa un catarrhe du rectum qui épuisa beaucoup l'enfant. Le kyste se remplit de nouveau ; mais peu à peu il se rétrécit. Deux ans et demi plus tard, le kyste était devenu beaucoup plus petit, ses parois épaisses. Le coccyx était placé à angle droit en arrière. L'anus avait repris sa place, et il ne restait à la petite fille qu'un peu de gêne provoquée par la présence de la petite tumeur.

La seconde observation est relative à une fille née à terme mais morte peu de temps après la naissance. A la partie inférieure du sacrum on trou-

---

(1) *Monatsschrift f. Geburts. u. Frauenkr.* 1861.

vait une tumeur de la grosseur du poing, sphérique, à base large, recouverte d'une peau normale. Le hiatus du canal sacré était fermé. Le kyste présentait une rainure sur la ligne médiane, et il s'en écoulait un peu de sang par une ouverture de la largeur d'une lentille. Les parois du kyste étaient peu épaisses, et on trouva dans la cavité une grande quantité de sang. Il y avait aussi un grand nombre de petites éminences de la grosseur d'un noyau de cerise et une masse ressemblant beaucoup à un placenta, composée de tissu fibreux et riche en vaisseaux. L'enveloppe du kyste était formée par deux membranes, l'une externe, solide et fibreuse, l'autre interne, mince et transparente. La poche était fixée par une corde fibreuse résistante à l'hiatus du canal sacré.

On trouve le fait suivant dans l'ouvrage de Braune.

Le 9 août 1860, un enfant du sexe masculin, âgé de 4 semaines, est apporté à la clinique de Leipzig. W. Braune (1) l'examine et constate qu'il porte une tumeur à la partie inférieure et postérieure du sacrum, et refoulant l'anus en avant et à gauche. Cette tumeur est fluctuante partout et recouverte par une peau assez distendue. A gauche d'elle se trouve une autre petite tumeur du volume d'un œuf de pigeon, aplatie et sans communication avec la principale. La pression ne détermine aucun phénomène particulier. Le coccyx semble un peu augmenté de volume et refoulé en dedans. Le diagnostic fut ; tumeur enkystée attachée à l'extrémité inférieure de la colonne vertébrale. On exclut toute communication avec le rachis, ainsi que la hernie, soit du rectum, soit de la vessie ; on ponctionne la grosse tumeur d'où il s'écoule 250 grammes d'un liquide jaune clair riche en albumine. Le liquide s'étant reproduit, on fait deux nouvelles ponctions, et plus tard on se décide à pratiquer l'extirpation. La tumeur était formée en partie par une masse graisseuse entourant les parois du kyste. Celui-ci était formé de deux membranes ; l'une extérieure et fibreuse, l'autre interne, lisse et épithéliale.

Le liquide de la première ponction fut analysé avec soin. Il donnait une réaction alcaline et renfermait 98 p. 100 d'eau, 0,55 p. 100 d'albumine, 0,67 p. 100 de chlorure de sodium. On y découvrit des traces de phosphate et de sulfate de chaux. Point de sucre ni d'urée ; quelques rares globules sanguins.

Le cas emprunté par le Dr Molk (2) à la clinique de M. Stoltz ne peut être rapproché que dans une certaine mesure des faits qui précèdent. On verra que si par les caractères cliniques ordinaires on peut rattacher cette tumeur à la variété kystique, on est conduit par l'examen histologique à reconnaître un kyste dermoïde, ayant la plus grande analogie avec ceux qu'on observe dans l'ovaire. Voici, du reste, presque complète, cette intéressante observation.

(1) W. Braune,1862. Leipzeig, p. 60, n. 77.
(2) Thèse de Strasbourg déjà citée.

Tumeur cystique et sarcomateuse congénitale du coccyx.
Amputation. Guérison.

Madeleine N. mariée depuis sept ans, avait eu deux enfants avant celui qui fait le sujet de cette observation.

La petite fille qui fut présentée le 30 juin 1867 à M. le professeur Stoltz avait, à cette époque, 8 mois, et était de très-bonne santé. Sa naissance n'avait rien offert d'extraordinaire. Elle s'était présentée par le sommet, et l'accouchement avait été aussi prompt et aussi facile qu'on pouvait le désirer. Mais elle portait, en venant au monde, une tumeur pendant derrière les cuisses, qui faisait suite à la colonne vertébrale et qui se terminait par une extrémité arrondie en forme de massue et garnie de cheveux. L'enfant prit le sein et se nourrit parfaitement.

Quelques semaines après la naissance on remarqua que cette tumeur se distendait et se remplissait d'eau. Vers l'âge de 4 mois, alors que la dentition était arrivée à un haut degré, il se développa à la partie la plus inférieure, celle qui était garnie de cheveux, une rougeur qui fit croire à la formation d'un abcès. Cet abcès supposé s'ouvrit au bout de quelques jours, et il s'en écoula une grande quantité de sérosité très-claire, qui inonda le petit lit de l'enfant. Dans le linge, les taches faites par ce liquide clair comme de l'eau laissaient une teinte brune, couleur café.

La tumeur s'affaissa immédiatement à son extrémité libre ; l'écoulement séreux dura pendant plusieurs semaines ; il se faisait jour par un orifice fistuleux ; puis la petite ouverture se cicatrisa.

Au moment où l'enfant est présenté à la consultation de M. le professeur Stoltz, la tumeur a la forme d'une massue ; l'extrémité supérieure est logée dans le sillon interfessier ; l'extrémité supérieure pend librement jusqu'aux jarrets.

Sa longueur est de 13 centimètres ; sa circonférence, à la base, est de 19 centimètres ; au lieu d'insertion de 15 centimètres. Elle est légèrement aplatie d'avant en arrière ou prismatique en avant, ce qui est dû probablement à ce que la mère en le portant sur ses bras comprimait la tumeur entre les cuisses de l'enfant, car elle ne la laissait jamais pendre. La face postérieure de la tumeur est inégale, bosselée ; ces bosselures correspondent à de petits kystes, dont l'un, superficiel, a le volume d'une petite noix et est presque transparent.

A la palpation, la masse inférieure de la tumeur est dure et charnue ; à la pression on sent une légère fluctuation vers le milieu où sont logés de petits kystes.

La racine est implantée entre les fesses, sous le coccyx, derrière l'anus. Dans l'épaisseur de cette espèce de pédicule, on sent, un peu à droite, un corps dur allongé comme un tuyau de plume, de consistance cartilagineuse. Nulle part on ne développe de sensation douloureuse, même à la pression la plus forte. Déjà avant que le sac fût ouvert, la mère s'est avisée un jour d'appliquer une ligature, à l'aide d'un cordon, autour de la racine de la tumeur, et de l'étreindre assez fortement ; elle l'a ainsi laissée 24 heures en place, et l'enfant n'a manifesté aucun signe de douleur. — Opération.

Le pédicule de la tumeur fut alors circonscrit par deux incisions semi-elliptiques, partant de la rainure fessière et s'étendant jusqu'à un centimètre et demi au devant de l'anus. Puis la dissection fut commencée. En incisant le tissu cellulaire garni de graisse, on divisa plusieurs vaisseaux veineux et quelques petites artérioles dont deux durent être liées.

Arrivé sur le tissu fibreux, l'opérateur disséqua avec précaution vers le point d'insertion de la tumeur au coccyx. En s'en approchant, il pratiqua une petite ouverture dont il sortit une matière épaisse blanchâtre, analogue à de la bouillie figée, athéromateuse. Quand cette espèce de bouchon se fut fait jour, il s'écoula un liquide lactescent. Un kyste du volume d'une grosse noisette, et qui avait été fixé sur la face externe et un peu latérale gauche du coccyx avait été ouvert. C'était là la véritable racine de la tumeur ; pour enlever celle-là en totalité, il suffit, après avoir entièrement dégagé le pédicule, de le couper en travers.

Il restait adhérent au coccyx une portion du kyste, de la largeur de l'ongle du petit doigt, qui se présentait sous forme de cupule, et dont la surface était lisse et d'un blanc nacré. Avec des ciseaux courbés sur le plat on enleva cette portion du kyste. Une seule artériole un peu volumineuse donna du sang et dut être liée.

Il existait une plaie profonde de 5 centimètres environ, dans laquelle on pouvait loger le pouce.

La réunion de cette plaie se fit par seconde intention, et la cicatrice devint à la longue à peine visible.

Examen histologique. — M. Morel a examiné la tumeur. Il a trouvé que le liquide crémeux qui remplissait diverses excavations était formé par des cellules épithéliales pavimenteuses, contenant à leur centre un petit noyau très-apparent, et par un liquide chargé de petites granulations graisseuses. Dans quelques cavités, les cellules n'étaient pas entières ; il n'en restait que les noyaux infiltrés de graisse.

La coloration blanche ou jaune de ce liquide est le résultat de l'infiltration plus ou moins complète de ces cellules ou de leurs noyaux.

Dans une cavité où se trouvaient quelques poils englobés dans de la matière sébacée, ces poils avaient tout à fait la même structure que les poils développés à l'extérieur.

Les parois de la plupart de ces cavités sont constituées par un épithélium stratifié formé d'au moins trente couches superposées et au delà de cette zone épithéliale les parties charnues de la tumeur sont exclusivement formées par un feutrage condensé de tissu connectif, dans lequel on rencontre çà et là quelques pannicules de tissu adipeux.

Mais dans l'excavation où fut trouvée la matière sébacée avec les poils, les choses différaient un peu. Les parois, au lieu d'avoir la structure observée plus haut, étaient formées par une simple couche de cellules épithéliales coniques revêtues à leur surface libre de cils vibratils (absolument comme dans le canal central de la moelle), et au delà de cette couche, le même feutrage de tissu connectif qu'ailleurs. En considérant de près les parois de cette cavité, et même de quelques autres, on y trouva éparses de petites granulations opalines semblables à l'ouverture des canaux excréteurs des glandes sébacées.

De la suite de cet examen microscopique, M. le professeur Morel crut pouvoir conclure à l'existence d'un kyste dermoïde analogue à ceux que l'on rencontre dans l'ovaire. Ici, comme dans beaucoup d'autres cas, l'analyse microscopique et l'examen chimique sont en désaccord. Cependant, par son aspect et par sa marche cette tumeur se rapprochait singulièrement des cystosarcomes de la région sacropérinéale. De toute façon c'est un fait digne de remarque ; car nous n'avons trouvé aucun autre exemple de kyste dermoïde décrit dans cette région.

Il y a longtemps que pour mon compte j'ai eu à me préoccuper des tumeurs de l'extrémité inférieure du tronc. Plusieurs exemples se sont offerts à moi depuis le début de mes études médicales, et à mesure qu'éclairé par les progrès de l'anatomie pathologique, j'en ai mieux compris la signification, j'ai senti grandir l'intérêt qu'ils inspirent, et le désir de concourir à fixer la science en ce qui concerne leur véritable origine et leur développement.

Le 8 juillet 1867, je faisais à la Société de chirurgie (1) la communication suivante.

Il y a environ trente-six ans, au début de la clinique d'accouchements, naquit un enfant qui présentait une grande analogie avec celui qui a fourni la pièce que je vais mettre sous les yeux de la Société. Il s'agissait, comme aujourd'hui, d'une tumeur volumineuse naissant du périnée et pendant entre les cuisses.

L'accouchement fut simple, mais l'enfant ne tarda pas à succomber. Cette tumeur intéressa M. P. Dubois. L'autopsie fut faite en présence de MM. Moreau, Orfila et Cruveilhier. La tumeur, examinée avec tout le soin qu'on pouvait y apporter à cette époque, fut déclarée être un cancer. J'acceptai l'opinion de mes maîtres, et je la regardai longtemps comme fondée.

Quinze ans après, un fait analogue se représenta à la Clinique. Il fut peut être examiné moins minutieusement, mais on porta le même diagnostic.

En 1863, MM. Rayer et Ball montrèrent un cas du même genre à la Société de biologie (2). M. Robin en fit l'examen histologique avec le plus grand soin. On en retrouve la description dans les Mémoires

---

(1 Bulletin de la Société de chirurgie (1867, pag. 300 et suiv.).

(2) Mémoire de la Société de biologie (1863, avec planche).

de la Société de biologie. Il fut démontré qu'il ne s'agissait pas d'un cancer ; elle fut désignée par M. Robin sous le nom de tumeur à myélocytes.

Voici, du reste, le résumé de cette observation et de l'analyse microscopique.

Elle est intitulée : *Tumeur volumineuse formée par hypergenése de la substance grise de la moelle épinière chez un fœtus de 6 mois.*

Une jeune fille, de 18 ans, accouche à six mois environ d'un eenfant du sexe féminin, qui succomba au bout de quatre heures. Rien de particulier à l'occasion de l'accouchement.

Conformation régulière de tous les organes. Seulement immédiatement au-dessous du bassin, pend entre les cuisses une tumeur du volume de la tête de cette petite fille ; elle est de forme sphéroïdale. A sa face antérieure apparaît l'orifice anal.

La vulve est complétement indépendante de la tumeur. A la partie postérieure la peau se continue avec une membrane plus mince et d'un aspect plus violacé qui se confond à la région sacrée avec les téguments. Elle est soulevée à ce niveau par du liquide et on sent la fluctuation. Partout ailleurs la consistance de la tumeur est demi-molle.

Une incision sur le point fluctuant donne issue à un flot de liquide blanchâtre, mêlé de sang. On constate alors un orifice étroit qui pénètre dans le canal rachidien.

La partie solide de la tumeur est indépendante des muscles fessiers. Le canal rachidien est bien conformé jusqu'à la partie inférieure du sacrum où il existe un spina bifida peu prononcé. C'est à travers cette ouverture que la pie-mère se prolonge sur la tumeur dont elle forme l'enveloppe la plus immédiate.

L'altération putride de la moëlle n'a pas permis d'étudier nettement sa terminaison et les rapports qu'elle affecte avec la masse pathologique.

Examen histologique. Au milieu de la matière amorphe qui constitue la masse principale, on trouve une quantité considérable de noyaux à contours foncés, tantôt élipsoïdes sphéroïdaux, ou finement granulés, et renfermant pour la plupart un ou deux nucléoles. Il y a quelques collules plus volumineuses et plus pâles, contenant des noyaux semblables aux précédents.

Le contact de l'eau ne modifie pas ces cellules. L'acide acétique les dissout après les avoir pâlies et gonflées ; il resserre les noyaux.

On trouve aussi une assez grande quantité de vaisseaux capillaires, des globules sanguins, de nombreuses gouttelettes graisseuses ; enfin il y a quelques fibres de tissu lamineux.

D'après MM. Rayer et Ball, les résultats histologiques indiqués sont caractéristiques de la nature de cette tumeur. Les éléments qu'on y rencontre appartiennent exclusivement à la structure normale de la moelle épinière. Le role principal appartient aux noyaux sphéroïdaux, offrant un ou plusieurs nucléoles, quelquefois privés de nucléoles, auxquels M. Robin a donné le nom de myélocytes.

L'année suivante (1864), une femme accoucha à la Clinique d'un enfant qui portait une tumeur analogue aux précédentes ; elle fut examinée par M. Robin, qui déclara qu'il s'agissait encore d'une tumeur à myélocytes. Cet avis fut partagé par la Société de biologie à qui je la présentai.

Enfin, en 1867, le père d'un enfant qui présentait une grosse tumeur périnéale, vint chez moi, en me priant de le faire entrer dans un hôpital. La chose était difficile, l'enfant, vu son âge, ne pouvant être reçu sans sa mère. Pour tourner la difficulté, je le confiai à un employé de la Clinique, mais, malgré tous les soins qui lui furent donnés, il succomba sans qu'aucune opération eût été faite. J'en fis l'autopsie, et ce sont les pièces anatomiques relatives à cette tumeur que je mets sous les yeux des membres de la Société de chirurgie.

Voici l'observation :

Tumeur congénitale volumineuse de la région fessière formée du mélange des tissus embryonnaires normaux, devenue cause de dystocie.

Héloïse-Emilie R., née à Paris, faubourg St.-Martin, 66, le 30 mars 1867. Nous ignorons l'âge de la mère et si elle est ou non primipare. Après la sortie de la tête et du tronc, qui s'était effectuée d'une manière naturelle, l'enfant reste fixée à la vulve par le siége dont l'utérus ne peut déterminer l'expulsion. Elle adhère à la mère, dans cette position, pendant une heure trois quarts, respirant normalement. Au bout de ce temps, les tractions exercées successivement par deux sages-femmes, parviennent à extraire le bassin de l'enfant, auquel est surajoutée une énorme tumeur qui formait obstacle à la terminaison spontanée de l'accouchement.

L'enfant fut apporté à la Clinique le 1ᵉʳ avril 1867. La tumeur occupe exactement le sommet du bassin et paraît sortir de l'excavation pelvienne. Son volume égale celui de la tête d'un fœtus à terme. Elle est aplatie d'avant en arrière, irrégulièrement conoïde, bosselée, et, par l'extrémité de son diamètre transversal, déborde de chaque côté le bassin, d'environ un centimètre.

Elle est couverte par une peau mince, luisante, d'un rouge foncé, livide, parcourue par de grosses veines sinueuses noirâtres. La consistance de cette tumeur, généralement ferme, comme celle du tissu musculaire, est plus molle et comme obscurément fluctuante, en quelques points. L'anus est à la face antérieure à l'union du tiers supérieur avec le tiers moyen de la tumeur. En introduisant le doigt dans la cavité du rectum, on sent que cet intestin est enveloppé de toute part, et, en quelque sorte, creusé dans un tissu ferme et élastique comme une masse de caoutchouc.

Le contact de l'urine et des garde-robes excorie rapidement la surface de la tumeur et lui donne l'apparence d'une plaie gangréneuse qui fait redouter aux nourrices de donner le sein à cette enfant. Artificiellement nourrie elle est bientôt prise d'entérite grave, s'affaiblit rapidement et succombe le 6 avril 1867 à onze heures du soir.

Autopsie. L'enveloppe cutanée de la tumeur, présentant les caractères mentionnés plus haut, est unie au tissu de la tumeur par un tissu cellulaire très-lâche, infiltré de graisse. La masse morbide est recouverte à la base, en arrière, par les fibres musculaires inférieures, étalées, du grand fessier. Le doigt l'isole assez aisément de toutes les parties environnantes et on limite ses attaches à un simple pédicule du volume de l'extrémité du doigt auriculaire, qui semble se continuer avec les ligaments antérieurs et postérieurs du rachis et aussi avec les enveloppes fibreuses de la moelle. Un lobe saillant, conique, pénètre de bas en haut dans l'excavation pelvienne en refoulant le plancher du bassin fortement aminci.

En avant, la tumeur est creusée d'un sillon vertical dans lequel est logé le rectum, qui s'ouvre à 2 pouces environ du sommet de la tumeur.

Celle-ci est lisse à sa surface et d'un gris rosé. Son tissu, divisé par une coupe profonde, présente la même teinte gris rose, quelque peu variable dans ses nuances.

Ce tissu est friable, un peu gélatiniforme, parsemé des vacuoles remplies d'un liquide visqueux diaphane.

Examen microscopique par M. Robin.

Tissu friable composé d'une trame de fibres de tissu lamineux cellulaire disposées en nappes et isolées, en partie pleinement développées, en partie à l'état de corps fibro-plastiques fusiformes ou étoilés, et de plus par des capillaires; dans cette trame se trouvent, en plus grande proportion encore, des noyaux embryo-plastiques (noyaux fibro-plastiques). Cette trame est interposée à de nombreuses vésicules closes, sphéroïdales et ovoïdes, isolées ou rapprochées les unes aux autres, au nombse de 2 à 4, larges chacune de 5 centièmes de millimètre à 1/4 de millimètre environ. Toutes ont une paroi propre, formée de fibres lamineuses, disposées concentriquement, assez serrées les unes contre les autres.

La face interne est lisse, tapissée régulièrement, soit d'épithélium nucléaire, soit de petites cellules épithéliales prismatiques. Le contenu est incolore, peu visqueux, avec quelques cellules épithéliales et rien de plus.

En somme, la structure du tissu de cette tumeur est la même que celle du tissu qui est interposé aux gros kystes des tumeurs ovariques, à kystes multiples, tissu qui contient des vésicules closes ou kystes microscopiques analogues aux vésicules de de Graaf, dans les premières phases de leur développement.

Seulement dans la pièce actuelle toute la masse est formée de ce tissu sans gros kystes, et il offre cette particularité qu'il constitue un cas rare de génération hétérotopique de tissu analogue à celui de l'ovaire hors de la place occupée normalement par cet organe.

Dans un article publié dans ce journal par le Dr de Soyre (1), on

---

(1) Archives de tocologie, etc. (mars 1874).

trouve deux observations qui proviennent de mon service et qui sont
accompagnées de planches ; chacune a fourni l'occasion d'un examen
histologique complet. Pour ne pas faire un double emploi, j'y renvoie
ceux de mes lecteurs qui voudraient les connaître *in extenso*, et je me
contente de les rappeler ici en quelques mots.

1er fait. Une multipare vient accoucher, à la Clinique, de son troisième
enfant qui naît avant le terme et qui ne pèse que 2,050 grammes. Il est
du sexe féminin. Il porte une tumeur volumineuse à la région coccygienne
Il meurt le 3e jour, et l'examen histologique fait par M. Latteux démontre
que la tumeur contenait du tissu lamineux rubané et anastomosé, du tissu
cartilagineux, du tissu osseux, du tissu musculaire strié, des fibres élastiques, des nerfs, des vésicules adipeuses, des cellules pigmentaires, des capillaires, de l'épithélium pavimenteux, des cellules embryoplastiques, enfin
des cristaux probablement d'acide stéarique.

2e fait. Il avait d'abord été communiqué par moi à la Société de chirurgie (1). Comme le premier, il est accompagné d'une figure. Une femme
de 35 ans accoucha pour la huitième fois, non sans quelque difficulté,
d'un enfant du sexe féminin, qui portait une grosse tumeur dans la région
périnéale. Il était né depuis environ 24 heures, lorsqu'il me fut apporté à
la Clinique.

La tumeur était implantée par un gros pédicule à la pointe du coccyx.
J'étreignis fortement la pédicule avec un gros fil et je le coupai au-dessous
de la ligature. Sa masse totale pesait 400 grammes, sa grande circonférence
était de 30 centimètres. Cet enfant a parfaitement guéri.

L'examen microscopique est fait par M. Muron. On constate la présence
de fibres musculaires, striées d'éléments cartilagineux, de parties ossiformes
qui ne possèdent ni ostéoplastes ni canalicules. Sur une partie de la peau
qui recouvre la tumeur, on trouve des cheveux, etc.

Dans une communication faite par le professeur Rizzoli à l'Institut
des sciences de Bologne se trouve l'observation suivante qui a été reproduite dans le dernier numéro des *Archives générales de médecine* (2).
Elle offre de l'intérêt en ce sens que l'histologie en a été faite par le
Dr Ercolani. En voici le résumé :

*Monstruosité par inclusion située dans la région sacro-coccygienne d'un nou-
veau-né.*

Une femme accouche le 30 mai 1876 d'un garçon qui présente une tumeur
assez volumineuse à la région des fesses.

L'état général de l'enfant est bon, les membres jouissent de tous leurs
mouvements. La sensibilité de la peau est intacte. Il y a une hernie om-
bilicale.

---

(1) Bulletins de la Société de chirurgie, 1869 (pag. 207).
(2) Archives Générales de médecine (juillet 1877).

La tumeur qui appartient à la région sacrée-coccygienne empiète sur la fesse gauche. La peau qui la recouvre est saine.

Elle contient du liquide et un amas de substance, de la consistance de la chair. Elle est divisée en deux lobes. Elle a 12 centimètres en travers, 5 c. verticalement et 26 c. de circonférence.

Par le palper on constate la présence de kystes et de petits os. Le volume n'augmente pas par les efforts.

On diagnostique inclusion fœtale sous-cutanée. L'opération est pratiquée le 2 juin. Deux lambeaux de peau sont taillés et on dissèque le pédicule qui était large. Puis on place une ligature et on sectionne au-dessous. On put constater que le sacrum était bifide et que la tumeur était en communication avec la portion sacrée de la queue de cheval.

Examen microscopique par le professeur Ercolani.

Pas de traces de placenta (quoi qu'en ait dit Constantin Paul, qui veut qu'il y en ait toujours dans les inclusions fœtales). Le grand lobe est surtout formé par du tissu connectif et la graisse. Appendice cartilagineux de forme triangulaire. On trouve aussi des villosités intestinales et des glandes sudoripares. En outre, une veine et une artère, allant de l'autosite au parasite. (Ces vaisseaux sont assez gros.) Le lobe gauche a un kyste, renfermant un liquide couleur chocolat. A côté se trouve un appendice formé par plusieurs os et qui ressemble à un doigt. Plusieurs dessins accompagnent cette description.

Pendant que je recueillais l'observation rapportée par moi au début de ce travail, M. Panas observait, de son côté, un cas de tumeur congénitale de la région coccygienne sur un enfant qui lui avait été apporté à l'hôpital Lariboisière. Il en a fait depuis l'objet d'une communication à la Société de chirurgie (1). Voici l'observation telle qu'elle a été publiée par notre collègue avec l'examen histologique qui a été fait de la tumeur.

Dans le courant du mois de mars dernier, se présentait à notre consultation externe de Lariboisière, un enfant de 7 jours, du sexe féminin, très-débile, d'une teinte subictérique. La faiblesse de ses cris indiquait suffisamment le peu de vitalité du pauvre petit être.

La sage-femme qui nous le conduisait a appelé de suite notre attention sur l'existence d'une tumeur volumineuse de la région coccygienne que l'enfant portait en naissant.

Cette tumeur, de la grosseur d'une orange, se prolongeait en avant du côté de l'anus, dont la demi-circonférence postérieure était comme cachée par le pédicule de celle-ci.

Arrondie, lisse, sans bosselures apparentes, et d'une consistance mollasse, la masse néoplasique était recouverte d'une peau normale à la base; mince, rougeâtre et comme parcheminée vers le sommet où elle adhérait d'une

---

(1) Bulletins de la Société de chirurgie (nouvelle série, T. III, 1877).

façon intime avec les couches sous-jacentes. Sur un point, le derme était déjà excorié, probablement à cause de l'urine qui mouillait constamment cette partie de la peau.

Un autre détail important, c'est l'existence de gros plexus variqueux constitués par des veines sous-cutanés volumineuses qui rampent sur la tumeur de la base au sommet.

Cette vascularité veineuse excessive de la masse nous a paru comme un indice certain que le néoplasme en question était en voie de prolifération très-active, et c'estprécisément ce qui a été confirmé, comme nous le dirons, par le microscope.

En revanche on n'y sentuit aucun battement et l'auscultation ne révélait. non plus, le moindre bruit anormal.

Ajoutons que la tumeur n'était ni réductible, ni transparente.et que les cris de l'enfant ne la faisaient pas gonfler.

Quant à la fluctuation vraie, elle n'existait pas sur le point unique situé vers le sommet de la masse et en avant.

L'enfaut étant morte chez ses parents le dixième jour après sa naissance, nous fûmes autorisé à enlever la tumeur avec le sacrum et le périnée, ce qui nous permit d'en faire l'étude anatomique.

La circonférence de la tumeur mesure 17 centimètres d'avant en arrière. L'épaisseur est de 13 centimètres, tandis qu'elle n'est que de 9 d'un côté à l'autre.

Son pédicule, qui est très-large, s'étend de la pointe du coccyx, en arrière, à l'orifice anal, en avant. Il mesure dans ce sens 5 centimètres. Voulant savoir de combien l'anus et le bas du rectum avaient été repoussés en avant par la tumeur, nous priâmes notre interne, M. Monod, qui nous a beaucoup aidé dans ces recherches, de mesurer la distance exacte qui sépare la pointe du coccyx du pourtour de l'anus chez un enfant du même âge, et il l'a trouvée être d'un centimètre seulement.

Comme la direction du coccyx sur la pièce pathologique était la même qu'à l'état normal, nous avons conclu que la tumeur en se développant avait repoussé l'anus en avant de 4 centimètres de plus qu'à l'état normal. Après dissection des téguments, qui n'a pu être complète qu'à la base, à cause des adhérences intimes qui reliaient plus loin la masse néoplastique à la peau, nous vîmes le bord postérieur des deux muscles fessiers recouvrir en partie la tumeur et se confondre avec l'enveloppe fibreuse de celle-ci. Poursuivant alors notre dissection plus loin dans le sens de l'excavation pelvienne et du sacrum, nous avons constaté les particularités suivantes :

1° Il n'y avait aucune communication entre le canal vertébral et la tumeur.

2° Celle-ci se trouvait comme appendue au coccyx à l'aide d'une lame fibreuse mince, transparente, qui semblait contenir dans son dédoublement les trois ou quatre pièces encore cartilagineuses qui composent cet os et qui se continuent d'autre part avec l'enveloppe fibreuse de la tumeur ainsi qu'avec les bords voisins des muscles fessiers.

3° La tumeur, en se développant par en haut, avait repoussé les parties molles et pénétré dans l'excavation pelvienne. Cette espèce de prolongement profond avait pénétré entre la concavité du sacrum et le rectum poussé en avant. De chaque côté la masse anormale était recouverte par les deux feuillets écartés du méso-rectum. Il n'y avait ailleurs aucune adhérence de ces parties (sacrum, rectum, périnée) avec la tumeur.

Il n'est pas moins vrai que ces rapports sont importants à connaître, attendu que si une extirpation de la tumeur était chose possible et faisable, l'existence d'un prolongement pelvien de celle-ci et le voisinage du périnée et du rectum exigerait à son tour des précautions et pourrait, à la rigueur, exposer à des dangers. On sait que cette disposition existait chez l'enfant opéré avec succès par notre collègue, M. le professeur Depaul (1).

4° Une coupe antéro-postérieure et médiane de la tumeur permet de distinguer une *masse comme cérébriforme et rouge* dans la partie inférieure de celle-ci, et un tissu plus consistant, p'us blanc et qui rappelle le parenchyme du testicule, dans la moitié supérieure de la tumeur. La partie inférieure, molle, renfermait à son centre une grande cavité kystique lisse, et contenant dans son intérieur un liquide clair filant.

De plus, sur différentes parties de la masse on distinguait de *nombreuses petites cavités kystiques*, contenant un liquide analogue au précédent. Enfin, le long du bord postérieur de la cuisse et de chaque côté, on voyait et l'on sentait au doigt *une série de petits noyaux rouges et résistants*, du volume d'une grosse tête d'épingle, ronds et lamellaires, et qui nous apparaissent comme autant de portions d'os nouveau, ou pour le moins de cartilage. L'examen histologique de cette pièce conservée absolument intacte dans une solution aqueuse de chloral, fut confiée à M. Chambard, interne des hôpitaux, qui a bien voulu s'en charger, et soumettre ses préparations à l'examen de son maître, M. le Dʳ Malassez, au laboratoire du Collége de France.

Voici la note qui nous a été remise par M. Chambard au sujet de la structure de la tumeur.

Dissociation. — Des fragments pris au voisinage du grand kyste, macérés dans l'alcool au tiers, puis dissociés, ont permis de constater sous le champ du microscope les éléments histologiques suivants :

1° Des cellules épithéliales cylindriques munies d'un plateau et de cils vibratiles;

2° Des cellules d'épithélium caliciformes;

3° Des éléments sphériques à noyaux, analogues aux cellules lymphatiques;

4° Enfin des cellules fusiformes, des lambeaux de fibres conjonctives et de fines granulations graisseuses.

Coupes. — A un faible grossissement on voit des bandes fibreuses dont les unes, régulières, forment la paroi du grand kyste, et dont les autres,

---

(1) Bulletins de la Société de chirurgie, 1867.

irrégulières et rayonnées, partent des parois du kyste, comme d'un centre, pour se diriger dans tons les sens.

Dans les loges ainsi constituées, se trouvent des masses d'apparence sarcomateuse et des kystes de dimensions variables.

La coupe est en outre parsemée d'assez nombreux noyaux de tissu cartilagineux.

Analyse des préparations. — A un fort grossissement, les parties que nous venons de mentionner présentent la structure que voici.

Travées fibreuses. — Elles sont constituées par des fibres conjonctives parallèles séparées par des lits de cellules plates et mêlées à de nombreuses et fines fibres élastiques, plus abondantes dans la paroi du grand kyste qu'ailleurs.

Ces travées, surtout au voisinage du grand et des petits kystes, se trouvent mêlées à des traînées de cellules fusiformes fasciculées, et d'éléments embryonnaires accumulés sur certains points.

Masses sarcomateuses. — Eléments embryonnaires sphériques pressés les uns contre les autres, et contenant par places, soit des kystes, soit des noyaux cartilagineux. Ces derniers se trouvent également au milieu des travées fibreuses, de forme ovalaire à la coupe ; les noyaux en question sont formés de cartilage hyalin.

Kystes de formes et de dimensions très-variables. — Ces kystes sont constitués par une paroi fibreuse, présentant aussi, comme il a été dit, des éléments fusiformes et embryonnaires. Ces kystes sont tapissés par un *épithélium cylindrique cilié*, contenant de nombreuses cellules caliciformes. Ces cellules, très-nombreuses, sont dans un état de prolifération interne, car elles forment aux parois kystiques un épais revêtement, et les cavités des kystes renferment de nombreux débris de cellules épithéliales desquamées et de nombreux leucocytes.

En beaucoup de points, il se fait dans la paroi des kystes une active prolifération cellulaire ; celle-ci alors est repoussée, et il ne tarde pas à se former des bourgeons d'abord sessiles, puis pédiculés, qui s'avancent dans la cavité hystique et tendant à l'effacer et à la subdiviser.

Certains kystes complètement effacés se présentent sous l'aspect de doubles travées épithéliales, d'autres sont remplies par des globules rouges du sang.

Epicrise. — Pour juger de la signification histologique de cette tumeur, et partant de son origine probable, il nous faut savoir si de pareils néoplasmes peuvent se développer en dehors de la vie intra-utérine.

Si *oui*, l'idée que la tumeur peut provenir de l'inclusion d'un germe doit rester dans le doute ; si *non*, on peut et on doit la rattacher à cette cause, et cela malgré l'état rudimentaire de l'organisation du germe.

D'après Cornil et Ranvier (1) des tumeurs analogues à celle que

---

(1) Histologie pathologique.

que nous venons de décrire, se développent chez l'adulte, principale-
ment dans les glandes, comme dans le testicule, l'ovaire et la parotide.
Rien donc n'empêche de supposer que nous avons affaire ici à une tumeur du même genre, développée dens la région coccy-anale chez un
embryon. Toutefois, avant d'adopter définitivement cette manière de
voir, il faudrait pouvoir répondre d'une façon affirmative à certaines
questions qui se présentent à l'esprit et qui ne manquent pas d'être
embarrassantes.

C'est ainsi qu'on est en droit de se demander pourquoi ces tumeurs
affectionnent si souvent la région sacro-coccygienne.

Quel est chez le fœtus l'organe glandulaire ou autre qui, à l'instar
du testicule, de l'ovaire et de la parotide chez l'adulte, en serait le
point de départ : serait-ce la trop fameuse glande de Luschka ?

Que signifient dans le cas par nous observé ces noyaux cartilagineux étagés de haut en bas, comme le ferait une colonne vertébrale
rudimentaire? Sont-ce là de petites masses chondromateuses disséminées, ou ne doit-on pas les envisager plutôt comme des linéaments,
comme une première ébauche d'os rudimentaire?

Que signifie à son tour cette grande cavité kystique centrale, accom-
pagnée d'autres cavités de même genre, formées d'un tégument rudimentaire et tapissées d'un riche épithélium caliciforme et de cellules
à cils vibratiles ? Sont-ce là des cavités accidentelles ou bien des portions de voies aériennes et digestives arrêtées dans leur évolution
première ?

La richesse excessive de la tumeur en vaisseaux veineux, d'un développement colossal, comparativement à son volume, ne signifie-t-elle
pas aussi quelque chose de particulier ?

Voilà autant de considérations qui, nous l'avouons, laissent planer
des doutes sérieux dans notre esprit. Aussi sommes-nous portés à
nous demander si, dans notre cas comme dans les cas analogues au
nôtre, on ne doit pas bien plus penser à une *inclusion fœtale avortée*,
qu'à une néoplasie pathologique véritable.

9 782014 111620